AF363610

COPIE

D'UNE LETTRE

DE M. LE ROY,

PROFESSEUR ROYAL DE LA FACULTÉ DE MÉDECINE DE MONTPELLIER,

En date du 10 Mai 1776,

CONCERNANT les EAUX Royales, Minérales & Médicinales de POUGUES, près de Nevers, &c.

A LONDRES,

1777.

342

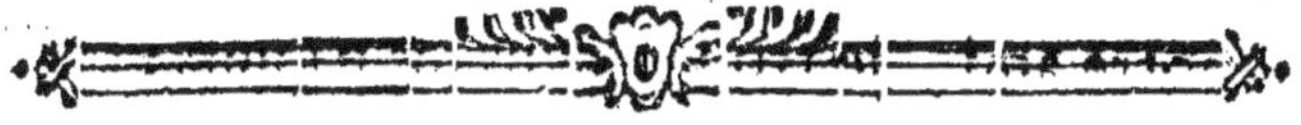

COPIE D'UNE LETTRE

DE M. LE ROY,

Professeur Royal de la Faculté de Médecine de Montpellier,

En date du 10 Mai 1776,

Concernant les Eaux Royales, Minérales & Médicinales de Pougues, près de Nevers, adressée à M. DE LA RUE, vivant, Médecin, Intendant de ces Eaux ; avec la Réponse en forme de Mémoire, par le Sieur MAUQUIN DE GAUTIERE, Doyen des Médecins de la ville de Nevers, ancien Médecin du Roi, aux rapports du Nivernois, de S.-Pierre-le-Mouſtier & Reſſort, Intendant actuel deſdites Eaux Minérales de Pougues, depuis 1768.

Monsieur,

Chargé par le Miniſtere, de la rédaction de l'Ouvrage de feu M. Venel, mon Confrere,

A iij

& notre ami , je trouve dans ſes papiers, qu'il attendoit de vous un court Mémoire ſur l'emploi de vos Eaux, & ſur les maladies dans leſquelles elles réuſſiſſent. Oſerai-je me flatter que vous voudrez bien avoir pour moi la même complaiſance ? Je ſerois au déſeſpoir que vous vous miſſiez en frais pour me faire un Mémoire bien arrangé, je vous demande ſeulement quelques notes, une eſpece de table, comme ceci; par exemple, on l'èmploie en boiſſon à la doſe de tant de livres ou de gobelets, de ſix ou huit onces chaque matin, avec ou ſans purgatif le premier jour, &c. combien de temps, avec ou ſans jour de repos, &c. Maladies, Jauniſſe, Colique hépatique, & Calculs biliaires, Dyſſenteries chroniques, Diarrhées opiniâtres, &c. ſuivant les maladies auxquelles l'expérience vous aura paru prouver que vos Eaux ſont les plus propres. Oſerai - je encore vous prier d'avoir la complaiſance d'y faire une expérience pour moi? Elle conſiſteroit à entourer le puits de votre Fontaine , lorſqu'il eſt plein à fleur de terre, d'un paravent un peu élevé, de l'entourer bien exactement, pour garantir la ſurface de l'eau de la ventilation, & de voir ſi dans cette circonſtance le puits étant plein, il y a moffette ou non, & à quel degré. Venel dit, dans cet article, que le puits étant plein, la moffette n'eſt pas ſenſi-ble; qu'il en a approché le nez, la bouche, les yeux, ſans en être incommodé : il ne dit pas s'il l'a reſpiré alors, & c'eſt ce qu'il falloit dire. Oſerai-je vous prier de le faire? On ne riſque abſolument rien ; j'ai reſpiré à Naples la moffette de la grotte du chien, & je n'en ai pas été plus incommodé qu'on ne l'eſt quand il arrive par haſard qu'on reſpire imprudemment au-deſſus d'une allumette allumée (1).

Je ſuis, avec toute l'eſtime & la conſidé-ration poſſible,

Monsieur,

Votre très-humble & très-obéiſſant ſerviteur,

Le Roy, *Prof. en Méd.*

Montpellier, ce 10 Mai 1776.

____

(1) M. Venel dit qu'un chat qui fut tenu une minute dans la moffette, le puits étant vuidé, n'en mourut pas; mais il n'ajoute pas ſi y étant tenu plus long-temps, l'animal y meurt, & en combien de temps.

RÉPONSE.

Monsieur,

JE n'ai reçu que le 25 Juin dernier, temps de la saison des Eaux de Pougues, la Lettre que vous avez écrite à M. DE LA RUE, mon prédéceſſeur ; il eſt mort le 13 Octobre 1768, & la Lettre que vous lui aviez adreſſée m'a été remiſe par M. Gourjon, ſon gendre ; je tâche, Monſieur, de répondre autant que je le pourrai, aux objets ſur leſquels vous deſirez être inſtruit.

Les Eaux Minérales de Pougues acidules, froides, ſont fondantes, apéritives, déſobſtructives, déterſives, abſorbantes, tempérantes, quoiqu'un peu toniques, par conſéquent propres à rétablir la fluidité du ſang & de la lymphe, à leur procurer le calme & cet équilibre ſi néceſſaire à leur circulation, à diviſer, à atténuer toutes les humeurs viſqueuses & gluantes, à lever les obstructions du foie, de la rate, des glandes du mésentere, & de tous les autres visceres : elles font spécifiques contre la jaunisse ou épanchement & reflux de la bile, contre les coliques hépatiques, contre les révolutions du flux hémorrhoïdal, contre les suppressions ou dérangements des regles menstruelles, contre les fleurs blanches irrégulieres ou rebelles & trop abondantes, contre les difficultés d'uriner occasionnées par la colique néphrétique, par les glaires, sables, petits graviers, ulceres, dépôts, abcès ou concrétions internes ; causes qu'elles détruisent absolument, ainsi que les embarras, les engorgements des vaisseaux de la matrice, ses duretés ou gonflements, contre les gonorrhées les plus opiniâtres ou invétérées, même avec infiltration dans les glandes prostates, & relâchement des vaisseaux spermatiques. Elles font bonnes aussi contre les maladies de la peau, spéciálement contre la gale, & les dartres les plus opiniâtres, les pâles couleurs, les attaques où agacement de nerfs, la migraine, les états de langueur occasionnés par les embarras du sang & des autres liqueurs, & par le défaut d'oscillation ou de reſſort dans les parties ſolides que ces Eaux ſuſcitent & rappellent.

Les vertus, les propriétés expliquées ci-deſſus ſont démontrées par de longues expériences, & par des obſervations rapportées & détaillées par Antoine Dufouillone, commentées par Jean Pidoux, dans ſon Traité de ces Eaux : M. Flamand les confirme dans ſon Ouvrage imprimé en 1635 ou 1636; M. Courrade, Docteur en Médecine à Nevers, dans l'Hydre féminine, combattue par la Nymphe Pougoiſe en 1634 ; & enfin par d'autres Médecins qui ont traité ſpécialement de ces Eaux, ſans compter ceux qui ont écrit en général ſur les Eaux Minérales de France, comme M. Duclos, de l'Académie des Sciences; M. Venel, & ſur-tout M. Raulin, Médecin du Roi, de quartier, dans ſon excellent Ouvrage ſur les vertus & propriétés des Eaux Minérales de Pougues; ainſi que l'Analyſe chymique de ces mêmes Eaux par M. Coſtel, Maître Apothicaire à Paris.

S'il m'étoit permis de me citer, j'ajouterois que, chaque année, en employant les Eaux Minérales de Pougues, j'ai fait ſur elles quantité d'expériences & d'obfervations , conformes à tout ce qui eft rapporté ci-deffus. Je ne les cite point , parce que le détail feroit trop long.

Pour ma propre inftruction, j'ai analyfé ces Eaux , & j'y ai reconnu pour principes , des parties volatiles abondantes, du fer ou mars , l'efpece de fel analogue au natrum, & une terre abforbante mucilagineufe , ce qui approche de l'Analyfe chymique complette de ces mêmes Eaux, par M. Coftel , auffi bien exécutée qu'expliquée & détaillée dans le Livre de M. Raulin, auquel il faut avoir recours avec confiance.

La Fontaine eft fituée au milieu d'une grande cour, en forme de parterre, à quatre quarrés ou pans ; elle a huit à neuf pieds de profondeur, du fond à la fuperficie de l'eau, terme auquel elle eft bornée à raifon de fon déchargeoir ; elle fubfifte toujours à la même hauteur, quelque temps qu'il faffe , & en quelque faifon que ce foit : ce puits a deux pieds & demi de la fuperficie de l'eau à fa margelle ; il a huit pieds de circonférence, les parois & le fond font enduits d'un limon onctueux, couleur d'ocre foncé, ou de rouille de fer; l'eau est claire, limpide, comme l'eau de roche, bouillonnant continuellement à son centre, pour l'ordinaire vivement, par des bulles qu'on voit s'élever du fond à la superficie, quelquefois un peu moins, & sur-tout dans les temps chauds, sereins & secs; elle est acidule & piquante au goût, point désagréable; elle exhale une odeur ferrugineuse très-légere.

J'ai fait à deux ou trois fois différentes l'expérience que vous demandez; j'ai fait fermer le déchargeoir du puits, qui, en moins d'une heure, a été rempli; alors j'ai fait exactement envelopper le puits avec une couverture, à une certaine hauteur; je l'ai percée, j'ai placé un entonnoir, par le tube duquel j'ai respiré les exhalaisons qui pouvoient en sortir; j'y suis resté assez de temps, je n'ai point éprouvé d'odeur plus sensible ni plus frappante, que lorsque l'eau est à découvert; j'ai porté les yeux sur le tube de l'entonnoir, j'y suis resté un peu de temps : ils n'ont été affectés aucunement. On se sert de cette Eau contre les ophtalmies chassieuses; j'ai fait soulever la couverture & bien peu, je n'ai point reſſenti d'odeur. Les témoins qui étoient avec moi ont fait les mêmes expériences, ſans éprouver plus de ſenſation, leur reſpiration n'en étoit point gênée.

On fait ordinairement curer le puits tous les quatre ou cinq ans, lorſqu'il eſt tari. Il faut que trois ou quatre hommes ſe ſuccedent dans ce travail ; un ſeul ne pourroit y reſter long-temps, par le froid & par la forte odeur qui s'exhale ; cette odeur l'enivreroit, le ſuffoqueroit, & lui feroit perdre entiérement connoiſſance, ſi, par le moyen des cordages, on ne le ſoulevoit de temps en temps. J'ai fait curer la Fontaine, il y a trois ans, & j'ai fait les mêmes obſervations.

J'ai fait auſſi l'expérience du chat, telle que vous paroiſſez la déſirer, c'eſt-à-dire, que j'ai fait vuider le puits, & auſſi-tôt j'ai fait ſuſpendre dedans, à fleur de l'eau que la ſource fourniſſoit, un gros chat mâle vigou-reux, attaché ſeulement par les pattes de devant, ſans être bien ſerré ; dès que celles de derriere ont effleuré l'eau, il s'eſt dé-battu, il a incliné la tête, & eſt mort en une minute, la ficelle s'eſt un peu lâchée & a laiſſé couler le chat fur l'eau ; il m'a paru remuer encore un peu, on l'a forti auffi-tôt, je l'ai reconnu mort décidément, avec relâchement de la tête & de tous les membres. J'ai foup- çonné qu'à raifon de ce qu'il eft tombé dans l'eau, il pouvoit avoir bu, ce qui auroit pu accélérer fa mort. J'ai réitéré fans retard l'expérience fur un autre chat auffi mâle & vigoureux fufpendu de même, fans toucher à l'eau en aucune façon ; il s'eft débattu auffi- tôt qu'il a été au fond, il a miaulé deux fois, & eft mort dans l'efpace de deux mi- nutes ; on l'a tiré tout de fuite, fans qu'il donnât, non plus que le premier, aucun figne de vie. J'ai conftaté leur mort en les expofant au foleil pendant deux heures au moins ; ce qui prouve bien que c'eft la moffette ou la vapeur au fond du puits, qui les a fuffoqués, étouffés fi précipitamment.

J'ai ouvert le premier chat, il n'avoit point d'eau ni dans l'eftomac, ni dans le ventre.

J'ai remarqué en faifant vuider le puits, que lorfqu'il a été aux deux tiers vuide, la moffette ou la vapeur étoit bien plus fenfi-

ble , augmentoit à fur & mefure qu'on vui-
doit : pour lors, j'ai baiffé la tête dans l'entrée
du puits ; la vapeur fumante étoit vive, pé-
nétrante, très - piquante au nez, odeur de
fer & de foufre bien diftinéte, qui faififfoit,
& excitoit la toux; ce que dix témoins ont
éprouvé comme moi.

Après les expériences du chat , j'ai fait
placer dans le puits une échellé, par le
moyen de laquelle trois ou quatre hommes
forts & hardis font defcendus alternativement,
chacun n'a pu defcendre qu'aux deux tiers
du puits ou environ, parce qu'il étoit trop
faifi, & prét à fe trouver mal par la vivacité
de la vapeur ferrugineufe & fulfureufe, fuivant leur rapport.

Ces deux expériences du chat avec leurs
événements & circonftances, ont été faites
le 8 Décembre dernier, au milieu du
jour, par un beau temps, en préfence de
M. Chaillot, Ecuyer, Seigneur de Pougues,
& de onze autres témoins.

J'ai bien recommandé au Fontainier de
curer parfaitement le puits avec des poëlés
attachées à des perches.

La méthode que j'ai toujours vu employer
avec fuccès, & que je préfere, pour l'ufage
des Eaux de Pougues, eft de les prendre à
leur fource par un temps chaud, ferein & fec,
pures & fimples, telles que la nature les prodi-
gue ; il faut les prendre le matin, en fe promenant & fe diffipant, tous les jours confécutifs
pendant trois femaines & plus long temps, fuivant le genre de la maladie & fes circonftances ; on les prend de dix minutes en dix minutes, par gobelets d'un demi - fetier ou de
huit onces : jamais elles ne gonflent ni n'op-
preffent. Le premier jour on commence par
une pinte, mefure de Paris ; le lendemain,
trois chopines ou deux pintes ; le troifieme
jour, deux pintes & demie ou trois pintes : on
continue cette dofe pendant quinze ou dix-
huit jours, & on finit en diminuant dans la
proportion qu'on avoit augmenté en com-
mençant.

A ce terme, il faut fe repofer ; & fi le genre
de la maladie eft opiniâtre, fi le tempérament
eft bon, fi les Eaux ont bien paffé, il con-
vient, au bout de quinze jours ou trois femaines de repos au plus, de faire une feconde

faifon

faifon de ces Eaux , pareille à la premiere.

Je confeille à ceux qui ont un bon tempérament, de ne point paffer trois pintes par jour, fuivant leur âge & leur fexe ; ceux qui font plus forts & plus robuftes, pourront aller jufqu'à quatre pintes ; & trois chopines fuffiront aux conftitutions foibles & délicates.

Une heure après avoir fini de boire les Eaux, on déjeûne avec un morceau de pain & un verre ou deux de vin trempé ; on dîne à une heure réglée, de viande blanche bouillie ou rôtie ; il faut éviter la viande noire, les pâtifferies, le laitage, les épices, & autres acides actifs ; les fruits cruds de bonne qualité & bien mûrs, ne font point incompatibles avec ces Eaux ; on doit boire peu de vin & toujours trempé, fouper légérement & de bonne heure, fe coucher de même, & fe lever matin ; il faut fe refufer au fommeil de jour, prendre beaucoup d'exercice & de diffipation, fuir les paffions violentes & les contentions de l'efprit & du cœur.

Les tempéraments cacochimes, humoraux doivent fe purger avec leur médecine ordinaire, ou bien avec une once de fel de Seignette, ou du véritable fel d'Epfom, diffous dans le premier gobelet. Ces médecines fe prennent au commencement, au milieu, & à la fin de l'ufage de fes Eaux ; & huit jours après les avoir ceffées, il eft abfolument in-difpenfable de fe purger encore. Les tempéraments délicats, foibles & fecs doivent être purgés avec deux onces de manne feule-ment, & deux gros de fel fondu dans le premier verre du dernier jour qu'on prend ces Eaux ; & on doit fe purger encore huit jours après.

Quelquefois je confeille vers le troifieme ou quatrieme jour, fur-tout lorfque les Eaux ne paffent pas bien, de prendre une once de fel comme ci-deffus, & de continuer à boire les jours fuivants : elles paffent mieux, finon je les fais quitter ; on les fufpend pendant les temps critiques. Ces Eaux ne purgent en gé-néral par les fcelles, que les tempéraments gras, replets & chargés.

Je fais qu'elles ne fermentent point avec le lait, qu'elles ne le font pas tourner, mê-lés & agités enfemble dans un vaiffeau ; néanmoins je ne les ai jamais fait prendre ainfi coupées, je craindrois qu'elle ne déran-geaffent l'eftomac.

J'ai omis de vous rapporter que ces Eaux font prolifiques, très-propres à la génération dans l'un & l'autre fexe; car elles dégorgent, défobftruent les vaiffeaux fpermatiques, les véficules féminaires, & fufcitent alors l'orgafme.

Le tranfport de ces Eaux doit fe faire dans des bouteilles de verre double, de pinte, mefure de Paris : elles perdent moins dans le verre que dans le grais; on ne décoëffe chaque bouteille qu'à mefure qu'on doit la boire : d'ailleurs elles font d'ufage, & fervent dans les maifons. On vend, deux fols, l'Eau de chacune de ces bouteilles puifée aux bouillons de la Fontaine. Ces bouteilles coëffées, bien ficelées, font cachetées des armes du Roi, & du cachet ordinaire du Médecin-Intendant, conformément au dernier Arrét du Confeil concernant ces Eaux, en date du 3 Février 1745.

Ces Eaux par le tranfport, perdent une bonne partie de leur principe volatil ou aérien : néanmoins on les prend avec fuccès, quoique tranfportées au loin, & dans quelque faifon que ce foit ; dans l'hiver, on les fait tiédir au bain-marie.

Il y a un Bureau établi à Paris, pour le débit de ces Eaux, chez M. ARNAUD, Directeur des Eaux Minérales de France & étrangeres, rue d'Orléans-Saint-Honoré.

Le 26 Décembre, me promenant dans la cour des Eaux, je vis un crapaud cheminer & fe jeter dans l'écuelle du déchargeoir, cet animal y mourut dans la minute ; le Fontainier me dit que conftamment tous crapauds & toutes grenouilles qui aboutiffent & fe jettent dans cette écuelle ou dans fon conduit, y meurent à l'inftant. Ce même jour, à neuf heures du matin, j'ai plongé dans la Fontaine Minérale le thermometre de Réaumur, le même dont fe fervoit Monfeigneur le Prince de Conty ; au moment de le plonger, il étoit d'une demi-ligne au-deffous du treizieme degré ; en trois minutes il a monté à quatorze degrés & demi. J'ai répété la même expérience à midi, avec le même thermometre : il étoit à treize ; en huit minutes, il a monté à feize. Je l'ai expofé & fufpendu tout de fuite dans le jardin, il n'eft defcendu

à son treizieme où il étoit, qu'en douze minutes ; ce qui cadre à-peu-près à la même
expérience que rapporte M. Costel, faite
par lui le 24 Juillet 1768 , relativement
aux saisons différentes & contraires. Cette
Eau Minérale est très - fraîche ou froide l'été,
& tiede l'hiver, en proportion, au point
que quand il gele fort , la cour est pleine de
fumée.

Ce même jour j'ai comparé la pesanteur
d'une pinte de l'Eau Minérale, avec celle
d'une pinte d'eau commune , ordinaire, dans
la même bouteille successivement, dans la
même balance très-juste ; le poids de l'une
& de l'autre s'est trouvé strictement égal.

Il est bien étonnant que les Eaux de Pougues, que les Auteurs ont analysées , & ont
reconnu être supérieures en principes à bien
d'autres Eaux Minérales, soient cependant aussi
peu fréquentées. Leurs vertus & leur effica-
cité sont toutefois éprouvées & constatées
par quantité d'expériences & d'observations :
ces Eaux sont d'ailleurs situées au centre de
la France , sur la route de Paris à Lyon,
entre Nevers & la Charité-sur-Loire ; cette

riviere n'étant qu'à une lieue de Pougues, il est aisé de se procurer des bains domestiques; & on en établira de publiques, si celles de Pougues deviennent plus fréquentées. Pourquoi ne le seroient-elles pas? l'air y est pur & sain, le lit y est gai, agréable; des côteaux chargés de vignes, des bois, des avenues & des promenades entourent & embélissent ces Eaux.

Monseigneur le Prince de Conty, en 1768, y a fait construire une belle galerie qui sert de promenade, lorsque le temps ne permet pas de jouir de l'air extérieur. Cet édifice, les Eaux & leurs dépendances sont entretenus par le Roi, & confiés aux ordres & au zéle de M. DE PONT, Intendant de Bourbonnois.

A quelques pas de ces Eaux, est un Hospice de Capucins, établi par Catherine de Médicis.

D'autres avantages se trouvent encore; on peut recevoir des Lettres de Paris à Lyon, & y répondre dans la même journée. Le pays abonde en gibier, & la vie y est agréable & facile, comme M. Raulin le rapporte dans ses Observations.

Avec tant d'agréments multipliés, n'eſt-il donc pas bien ſurprenant que ces Eaux ne ſoient pas plus recherchées ; qu'on leur préfere d'autres Eaux Minérales éloignées, même en pays étrangers, & où l'on ne peut arriver que par des routes longues, détournées & ſcabreuſes?

Je ſouhaite, Monſieur, que les Obſervations contenues dans ce Mémoire ſoient conformes à vos intentions, & j'eſpere que vous voudrez bien rendre juſtice à mon zele, & au deſir ſincere que j'ai de concourir à vos vues, en contribuant avec vous à l'utilité & au bien public.

J'ai l'honneur d'être, avec une parfaite conſidération,

MONSIEUR,

Votre très-humble & très-obéiſſant ſerviteur,
MAUQUIN DE GAUTIERE,
Méd. Intendant des Eaux Minérales de Pougues.

De Pougues, le 27 Décembre 1776.